L'ARSENIC

DANS

L'EAU THERMALE DE PLOMBIÈRES

ET SON ACTION MÉDICALE,

PAR

Léopold TURCK.

DOCTEUR MÉDECIN,
MEMBRE D'UN GRAND NOMBRE DE SOCIÉTÉS SCIENTIFIQUES
NATIONALES ET ÉTRANGÈRES.

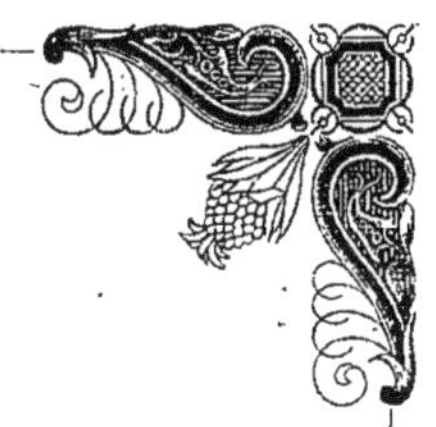

A PLOMBIÈRES,

CHEZ BLAIZE, LIBRAIRE.

A PARIS,

CHEZ J.-B. BAILLÈRE, RUE DE L'ÉCOLE DE MÉDECINE.

1849.

Epinal, Vᵉ Gley. Imp.

ANNEXE

découverte de

L'ARSENIC DANS NOS EAUX THERMALES

ET SON ACTION MÉDICALE [1].

M. Tripier, pharmacien major, à Alger, avait découvert en 1839 la présence de l'arsenic dans les eaux thermales d'Haman Mescoutin. En 1846, M. Walchner, membre de la direction des mines du grand duché de Bade, avait reconnu ce métal dans beaucoup d'eaux ferrugineuses et d'eaux thermales d'outre-Rhin. Un peu plus tard, MM. Chatin, Lemonnier, Buchner, Caventou, Langlois, Bayard, Henry, Menière, Victor Audouard, Chevalier père, Gobley et Schauefeld le retrouvaient dans d'autres eaux ; enfin, depuis la publication de cet ouvrage, MM. Chevalier et Gobley ont soumis à l'académie de médecine de Paris, le 28 mars 1848, un long et important travail dans lequel ces savants annoncent qu'ils ont dé-

[1] J'ai dû ajouter à mon ouvrage sur les eaux de Plombières les pages que l'on va lire. La découverte importante d'une nouvelle substance et d'une substance très-active dans ces eaux le rendait nécessaire. J'ai blâmé avec quelque sévérité M. le docteur Duval, médecin et chirurgien orthopédiste distingué; homme, dit-on, rempli de bienveillance, mais entièrement étranger à l'administration des eaux thermales, et qui a eu entre autres torts celui de publier, comme lui appartenant, une découverte qu'il devait bien savoir appartenir à d'autres. J'ai été plus sévère à l'égard de M. Philippe Hutin; mais ceux qui le connaissent et qui ont lu son *Guide des baigneurs,* trouveront, j'aime à le croire, que je n'ai été que juste envers lui.

couvert de l'arsenic dans les eaux thermales de Plombières, de Bourbonne, de Vichy, du Mont-d'Or, etc.; la même année, M. Caventou publiait dans le journal de chimie médicale qu'il venait aussi de rencontrer de l'arsenic dans l'eau ferrugineuse de Plombières. Ce métal, nos chimistes se sont empressés de le déclarer, se trouve dans toutes ces eaux à une dose suffisante sans doute pour agir comme un médicament énergique, mais à une dose infiniment trop faible toutefois pour pouvoir jamais devenir vénéneuse. Ces découvertes jettent un trop grand jour sur le mode d'action de nos eaux minérales, pour que je n'examine pas ici le rôle qui, dans cette action, appartient à l'arsenic.

Les anciens connaissaient plusieurs préparations arsenicales. Hippocrate, dans son *Traité des plaies*, donne la formule de deux médicaments ou figurent le sulfure rouge d'arsenic natif appelé sandaracha par les Grecs et les Romains, et réalgar par nous et le sulfure jaune natif d'arsenic, nommé arsenic par les Grecs, *auri-pigmentum* par les latins, et par nous, orpiment. *« Si liquido uti lubet, etiam caricum medicamentum illinito, ac velut antea scriptum est eodem modo adalligato ex his autem conficitur medicamentum veratro nigro*, sandaracha, *œris squamma, plumbo eloto cum multo sulphure*, auripigmento, *cantharidibus, his prout videbitur, compositis utitor cedria dilutis..... Facit quoque siccum medicamentum ex veratro solo et sandaracha.* » Ainsi déjà on employait, au temps du père de la médecine, les sulfures natifs rouge et jaune d'arsenic, dans les plaies de mauvaise nature et comme remède contre la carie.

Dioscorides, auquel on doit le meilleur traité de matière médicale que nous ait légué l'antiquité, parle aussi de ces deux sulfures.

Àprès avoir décrit *l'auripigmentum* ou orpiment, voici comment il caractérise ses propriétés : « *Vim habet adstrictoriam et erodentem. Crusta cum vehementi uredine et violento morsu excitat, reprimit quæ excrescunt et capillos evellit.* »

Arrivant au sulfure rouge, à la sandaracha ou réalgar, il dit : « *dos eadem et ustio quæ auripigmento, explet alopecias, resina excepta. Scabros ungues cum pice eximit, contra phthiriasin ex oleo efficax est, tubercula cum adipe discutit. Prodest ad narium oris que ulcera et cæteras papularum eruptiones cum rosaceo ; item condylomota. Datur ex mulso purulenta extussientibus. Suffitur quoque cum resina adversus veterem tussim. Rapto per fistulam nidore vocem expedit; cum melle delincta, suspiriosis cum resina in catapotio optime datur.* »

Ainsi au temps de Dioscorides, le sulfure rouge d'arsenic était employé non-seulement à l'extérieur comme le sulfure jaune, au traitement des plaies de mauvaise nature, des cancers du nez et des lèvres, des bubons, des condylomes etc., mais on le donnait à l'intérieur pour guérir les vieilles toux et l'asthme, on le prescrivait même en vapeur contre l'affaiblissement de la voix, mais à petite dose *per fistulam*.

Pline l'Ancien, qui vivait à peu près au temps de Dioscorides, parlant du sulfure rouge d'arsenic qu'il nomme aussi sandaracha, expose ainsi ses propriétés et ses usages médicinaux : « *Valet purgare : sistere : excalfacere : perrodere : summa ejus dos septica. Explet alopecias ex aceto illita. Additur oculorum medicamentis : fauces purgat cum melle sumpta. Vocem lympidam ac canoram facit. Suspiriosis tussentibus que jucunde medet, cum resina terebenthina in cibo sumpta. Suffita quoque cum cædro ipso nidore eis medetur. Et arse-*

nicum ex eadem est materia... » Il parle ensuite du sulfure jaune; voici comment il le caractérise : « *vis eadem quæ supra : sed acrior itaque et causticis additur et psilothris. Tollit et pterygia digitorum carnes que narium et condylomata et quidquid excrescit.* »

Pline attribue donc au sulfure rouge d'arsenic toutes les propriétés que lui reconnaît Dioscorides ; il nous apprend en outre que de son temps on l'employait comme purgatif, comme tonique, comme échauffant, et qu'il entrait aussi dans la composition de divers collyres ; il reconnaît au sulfure jaune, à l'auri-pigmentum, des propriétés semblables, mais beaucoup plus énergiques et qui en font un escharotique précieux.

L'élégant Celse conseille ainsi que Pline, les sulfures d'arsenic comme purgatifs : « *Purgant, ærugo,* auri-pigmentum *quod arsenicon a græcis nominantur (huic autem* et sandarachœ *in omnia eadem vis, sed validior est).* » Plus loin il les range tous deux parmi les corrosifs et les caustiques.

Cœlius Aurœlianus regarde l'emploi de l'orpiment comme dangereux dans la dyssenterie chronique : « *Tum si perseveraverit passio, ad vehementiora transeundum sed ex simplicibus rebus confecta, periculosam habentes calcis vel auripigmenti injectionem.* » Il le conseille au contraire comme vermifuge : « *Sed ob curationem in iis quos ascaridas vocavimus si tumor in longanone fuerit constitutus, oportet injectionem olei adhibere, quæ cum fuerit reddita, erit infusio aut decoctio centaurœ vel absinthii injicienda. Ac si ramenta fuerint exclusa, sanguinolenti coloris, decoctio mali punici corticis, vel gallæ convenit injectioni ac si perseveraverit, chartœ exustœ et auripigmenti quod græci arsenicon vocant œquali pondere, quod sit in quantitate drachmarum sex cum succo arnoglossœ.* »

Galien, en mentionnant les deux sulfures d'arsenic dans son *Traité des propriétés des médicaments simples*, ne nous apprend rien de plus sur ces remèdes énergiques.

Avicennes, qui vivait au commencement du XIe siècle, connaissait non-seulement les sulfures jaune et rouge d'arsenic, mais encore l'acide arsénieux ; voici ce qu'il dit de ces substances :

« *Arsenicum quid est? Aliud est* album *et aliud citrinum et aliud est rubeum.... Omnia sunt putrefactiva, mordicativa et quod ex eo rubeum melius est inalchalchadicum. Abradit pilos.... Fit ex eo emplastrum cum adipe super ulcera. Cum adipe et oleo confert scabiei et sàphati humidœ et putredini. Et abstergit et adurit cutem et permiscetur cum myrrha ad pediculos et vestigia sanguinis... Ceratum factum ex eo confert : et proprie ex· rubeo herpeti hestiomeno in ore et naso et ulceribus eorum. Datur ad potandum habentibus saniem in pectore cum aumeli aut hydromelle et deglutitur cum gumma pini, ad tussim antiquam et sputum saniei, et quando que ponitur in pilulis quœ sunt ad asthma. commiscetur cum oleo rosaceo ad bothor et hœmorhoidas in ano. Quod ex eo sublimatum est, interficit et album ex eo interficit.* » Nous voyons par là que les Arabes avaient conservé et étendu l'usage des sulfures d'arsenic, qu'ils connaissaient son oxide et ses propriétés éminemment vénéneuses.

Les médecins indiens emploient l'acide arsénieux dans le traitement des fièvres intermittentes rebelles, dans celui des graves affections de la peau et pour guérir la morsure des animaux vénimeux ; leur pratique n'a probablement pas variée depuis une époque qui se perd dans la nuit des temps.

De la fin du moyen âge au commencement de ce

siècle, la science n'a ajouté que bien peu de chose à ce que l'on savait de l'action des sulfures et du protoxide d'arsenic ; seulement l'usage de ces préparations a été en diminuant de jour en jour ; les médecins reculaient devant les dangers possibles de ces remèdes héroïques. Disons toutefois que dans le siècle dernier et dans celui-ci surtout, des hommes très-distingués, en Amérique, en Allemagne, en Italie, en Angleterre et en France, ont publié de nombreux travaux qui remettront l'arsenic en honneur près des praticiens et près des malades. Parmi eux, je citerai le savant Fodéré, Biet, Schœnlcin et M. le docteur Boudin, auquel on doit un très-bon travail sur les fièvres des pays chauds et des contrées marécageuses. Je ne dirai pas ici les nombreuses préparations arsenicales dont s'est enrichie la matière médicale, je ne rappellerai pas la pâte escharotique de Rousselot, celle du frère Cosme, les pilules arsenicales de Barton, la teinture de Fowler, les arsénites et les arséniates que l'on trouve maintenant dans toutes les pharmacies, mais je dirai qu'il résulte de l'examen rapide auquel je viens de me livrer, que dès la plus haute antiquité jusqu'à nos jours, différentes préparations arsenicales ont été prescrites contre de graves affections internes et externes et que, si depuis des temps immémoriaux les Indiens emploient l'oxide arsénieux contre les fièvres paludéennes surtout, Fowler, Fodéré, Pearson, Barton, Heim, Schœnlein, et M. le docteur Boudin avec une foule d'autres médecins distingués, ont prouvé par de nombreuses expériences que dans le traitement des fièvres intermittentes et rémittentes, l'arsenic l'emportait souvent sur le quinquina. Mais quel est le mode d'action de l'arsenic ? Comment peut-il guérir certains cancers, les dartres les plus rebelles, les plaies de mauvaise nature ? Comment, escharotique puissant, peut-il être utilement employé dans le traitement des affections chroniques de la poitrine? Comment peut-il être opposé avec succès au venin des serpents et aux fièvres miasmatiques?

L'acide arsénieux et l'acide arsénique, leurs sels, les sulfures d'arsenic et beaucoup d'autres préparations arsenicales jouissent, chacun le sait, de la plus grande affinité pour les substances organiques, et forment avec elles des composés insolubles qui arrêtent toutes leurs transformations ultérieures et détruisent ainsi la vie, de même qu'elles empêchent la fermentation putride et l'érémacausie de ces substances.

Appliquées à haute dose sur des tissus morbides, les préparations arsenicales en se combinant immédiatement avec eux, agiront donc comme escharotiques, les frapperont de mort et préserveront le reste de l'économie de l'action délétère des sécrétions de ces tissus toujours en partie absorbées et entraînées ainsi dans le torrent circulatoire.

Si les préparations arsenicales sont données à l'intérieur, et elles ne doivent l'être qu'à des doses bien petites, ou si appliquées sur la peau, en bains ou en frictions, elles sont absorbées et passent dans le sang, que ce dernier contienne, avec la masse des humeurs d'où il sort et qu'il reproduit sans cesse, des parties empoisonnées par des miasmes et qui paraissent se conduire dans les corps vivants d'une manière analogue à celle des ferments, l'arsenic en formant avec elles des combinaisons insolubles, leur ôte toute action nuisible; c'est de cette manière qu'il agit sans doute quand il guérit les fièvres paludéennes et autres à type intermittent ou rémittent. C'est encore en se combinant avec le venin des serpents qu'il en neutralise les formidables effets : peut-être agirait-il également avec succès contre la rage, administré intus et extra.

Si les anciens en ont obtenu de bons effets dans de graves affections des voies aériennes avec expectoration purulente, c'était surtout, sans doute, en empêchant, ainsi que je viens de l'expliquer, l'action funeste de l'infection par sa combinaison avec le pus répandu dans l'économie qu'il agissait le plus utilement.

Mais il excite aussi, il tonifie l'économie entière, ainsi que Pline le constate. Au XVIe siècle, le célèbre Jean de Gorris, employait et préconisait le réalgar comme sudorifique. Il active donc la transpiration et sans agir à beaucoup près de la même manière que les alcalis dont j'ai longuement étudié l'action dans le travail auquel j'annexe ces notes, cependant il concourt avec eux dans nos eaux thermales au rétablissement d'une des plus importantes fonctions de la vie. Il peut donc et il doit produire les plus heureux effets dans le traitement des affections chroniques des viscères thorachiques par son action puissante sur la peau. Si dans le traitement de la folie à l'aide de bains très-prolongés, j'ai obtenu, à Plombières, tant et de si remarquables guérisons, nos bains, je dois le reconnaître ici, ont été puissamment secondés sans doute par l'arsenic qu'ils contiennent. Agit-il alors d'une manière spéciale et directe sur le système nerveux ou n'agit-il sur lui que secondairement? La science, je le crois, n'est pas encore assez avancée pour répondre à ces questions : du reste rien n'est isolé dans l'économie, tous les organes, tous les tissus concourent à un même but, tous sont solidaires et participent à la vie commune.

La présence de l'arsenic dans nos eaux augmente nécessairement beaucoup leur action médicale, et aide puissamment à expliquer la guérison des plaies anciennes, et d'un certain nombre de dartres, de beaucoup d'affections des organes respiratoires et des voies digestives, celle des fièvres intermittentes rebellés ainsi que des maladies nerveuses et rhumatismales. L'arsenic du reste s'y trouve en quantité si minime que l'on peut boire impunément jusqu'à 40 verres de notre eau par jour; c'est qu'elle ne contient d'une part qu'une dose infiniment petite d'arsenic, et que de l'autre, l'action de ce dernier doit être encore considérablement adoucie par la glairine qui l'accompagne toujours et avec laquelle il est combiné.

La présence de l'arsenic dans notre eau thermale explique aussi la longue durée de son action sur les malades, et comment il arrive que ce n'est souvent que plusieurs semaines après avoir fait usage de nos eaux que l'on obtient la guérison attendue. C'est que l'affinité de l'arsenic pour les matières animales étant très-puissante, ses combinaisons peuvent rester pendant très-longtemps dans l'économie et agir sur elle ; du reste, ainsi que je l'ai dit, des milliers d'exemples prouvent que cette action ne peut jamais devenir toxique.

M. DUVAL et l'arsenic.

Plusieurs mois après la publication de la découverte de MM. Chevalier et Gobley, publication dont les journaux politiques eux-mêmes et tous les journaux de médecine s'étaient rendus les organes, M. le docteur Duval, médecin et chirurgien orthopédiste, à Paris, avait été nommé inspecteur des eaux du Mont-d'Or, puis il avait été envoyé à Plombières avec le même titre.

Venant d'être successivement nommé inspecteur de deux eaux thermales arsenicales, M. Duval, qui aurait dû lire les comptes rendus des travaux de l'académie de médecine, au moins dans les journaux politiques, et qui enfin avait vu, avant son départ de Paris pour ces eaux, nombre de ses confrères au courant de la science, ignorait entièrement le travail de MM. Chevalier et Gobley, quant ayant pris un bain à 28° Réaumur, dans notre eau thermale, il observa qu'au bout de deux heures son pouls était tombé de 58 à 48 pulsations par minute; phénomène, selon lui, très-remarquable et qui le porta immédiatement à croire que l'agent thérapeutique de notre eau pourrait être l'arsenic.

M. Duval aurait montré en cela une perspicacité bien étonnante et bien digne d'éloges si ce phénomène, qu'il croit particulier à nos eaux, n'était pas au contraire l'effet ordinaire de tous les bains tièdes et prolongés.

Le bain tiède ou tempéré, dit Marcard, est celui où l'on observe la plus forte diminution du pouls.

Sprengel, dans ses *Institutiones medicæ*, dit : « *Balneorum tepidorum id est quæ temperiem habent 75 — 90 Fahr. (24—32° centig.) insignis est usus ad molliendas partes, tensionem et spasmos mitigandos, inæquabilem virium dispensationem turbasque circuitus sedendas, dolores leniandos et perspirationem cutaneam restituendam. Quod si pulsus tardiores sint et molliores dum æger balneo utitur, si spasticæ partium strictiones cessant; si caput levius sentitur, oculi clarescunt, dolores sedantur; nihil præstantius hoc remedio est :* »

« Les effets primitifs du bain tiède sont les suivants, dit le docteur Ch. Londe : au moment de l'immersion, sensation de chaleur douce et agréable perçue dans toute la surface de la peau et qui semble se répéter dans les viscères; expansion des liquides de l'économie, relàchement de la peau dont les débris épidermoïques se détachent et viennent flotter à la surface de l'eau; ralentissement des battements du cœur et des mouvements respiratoires, etc. Le bain tempéré, dit M. Rostan, modère la circulation, etc.

Dans le bain tiède ou tempéré, dit M. Michel Lévy, il s'opère une sorte de détente générale. Parfois la constriction thoracique que la pression de l'eau occasionne au début, donne lieu à l'accélération passagère des mouvements respiratoires et des battements du cœur; mais ces deux fonctions ne tardent pas à se ralentir, et plus le bain tiède se prolonge, plus augmente leur sédation. » Plus loin il ajoute : « il éteint l'éréthysme nerveux, il appaise la circulation. »

« Les effets les plus apparents du bain chaud, dit Martinet, en parlant des bains de Plombières, sont le gonflement des vaisseaux de la peau, le développement du pouls, un peu de ralentissement dans ses pulsations. »
« *Balnœ calidœ, dum sint moderatœ, pulsus créant magnos, celeres ac crebros.... dit Galien, quod si hic relinquantur, parvos, languidos, tardos atque raros.* » Et, dix siècles plus tard, l'arabe Avicennes confirme l'assertion de Galien dans les termes suivants : « *si autem fuerit balneatio cum aquâ calidâ, in principio proveniunt ea fortitudinis et necessitatis indicia, cumque multum resolverit, debilitabit pulsum. Galenus quoque dixit : erit tunc parvus, tardus et rarus.* »

Toutes ces citations prouvent qu'en arrivant à l'inspection des eaux du Mont-d'Or, puis à celles des eaux de Plombières, M. Duval ne connaissait pas l'effet le plus ordinaire des bains tièdes. C'est un puissant argument en faveur des concours qui devraient être le seul moyen d'arriver aux places, où la science et l'expérience sont indispensables pour les bien remplir.

Quoiqu'il en soit, M. Duval ayant été induit à penser, comme nous venons de le voir, qu'il pouvait y avoir de l'arsenic dans notre eau, pria mon ami, M. Gentilhomme, un de nos pharmaciens, de faire réduire l'eau thermale au dixième de son volume et de la soumettre ensuite à l'appareil de Marsh.

Notre eau, je'dois le reconnaître, seconda merveilleusement l'inspiration de M. Duval et fournit de nombreuses taches des plus arsenicales. Plus tard même, il n'eut plus besoin de réduire l'eau, et traitée telle qu'on la puisait à la source, par l'appareil de Marsh, elle fournissait toujours des taches nombreuses.

M. Duval n'est pas chimiste, il ne l'est pas du tout; aussi ignore-t-il que quand l'arsenic à l'état acide ou à l'état de sel se trouve combiné à de la gélatine, à de l'albumine ou à d'autres substances organiques, l'hydrogène, quoiqu'à l'état naissant, se trouve sans action sur lui. C'est pour cela que M. Duval a obtenu autant de taches arsenicales avec l'eau telle qu'elle sort de la source qu'avec l'eau réduite au dixième et qui aurait dû en fournir dix fois davantage. C'est que l'arsenic qui produisait ces taches venait des réactifs; je ne lui suppose pas une autre origine.

Aussi, quand j'ai répété les expériences de M. Duval, et je l'ai fait un grand nombre de fois avec mon ami M. Couniot, pharmacien à Plombières et ancien interne des hôpitaux de Paris, en présence de mes amis, MM. le docteur Martin-Solon, l'un des médecins de l'Hôtel-Dieu de Paris; le docteur Mougeot, de Bruyères, correspondant de l'Institut; le docteur Garnier, inspecteur de nos eaux; et le docteur H^{te} Grillot, l'un des médecins de notre localité; jamais nous n'avons pu obtenir de taches arsenicales ni avec l'eau sortant de la source, ni avec l'eau réduite au 10e, au 30e, au 50e de son volume; nous n'en avons pas obtenu davantage avec les sels fournis par cette eau, et nous ne le pouvions pas, je viens d'en dire le motif. Mais il n'en a plus été de même en suivant le procédé que la science indique et qu'ont suivi du reste, MM. Chevalier et Gobley, en détruisant d'abord la matière pseudo-organique.

Les sels fournis par dix litres d'eau thermale, traités.

d'après cette méthode , nous ont donné environ 120 taches , ce qui équivaudrait, d'après M. Vilain , pharmacien à Rheims , à un demi-milligramme environ , c'est-à-dire à la centième partie d'un grain , en sorte que chaque litre de notre eau ne contiendrait que la millième partie d'un grain combiné à plus d'un grain de glairine. (1) Si les expériences de M. Duval avaient quelque valeur, il en serait bien autrement. Ainsi ayant mis dans l'appareil de Marsh moins d'un centilitre peut-être d'eau du Bain-des-Dames, il a obtenu des taches à en couvrir tout le fonds d'une soucoupe ; aussi M. Martin Solon qui assistait comme *témoin invité* à cette expérience, ne put s'empêcher de dire : « C'est bien de l'arsenic, mais il y en a trop pour que j'y croye. » Au surplus, quand même M. Duval aurait fait une bonne expérience et quand bien même il aurait entièrement ignoré le travail de MM. Chevalier et Gobley, dès que de retour à Paris, il a eu connaissance de ce travail, il eut été convenable de sa part, en présence d'une antériorité si bien constatée, de prendre une position plus modeste et de ne pas s'approprier la découverte d'un autre. *Suum cuique.*

(1) Mon savant et célèbre compatriote, M. Braconnot, et son ami, M. Simonin, ancien pharmacien à Nancy , ont bien voulu répéter aussi cette expérience en se servant des sels que j'avais obtenus de dix litres d'eau de la fontaine du Christ, évaporée à l'esprit de vin et dans une capsule de porcelaine. Ils ont amené d'abord tous ces sels à l'état de sulfate , puis ils ont détruit la matière pseudo-organique en les chauffant avec un peu d'acide azotique. Ils les ont soumis ensuite à l'appareil de Marsh et ils ont obtenu un anneau métallique qui avait tous les caractères physiques et chimiques de l'arsenic. Je dois dire ici que des expériences faites par M. Couniot et par moi, il semblerait résulter que l'eau de la fontaine du Christ est plus arsenicale que celle du Bain-des-Dames, ce qui expliquerait la préférence que nos pères lui avaient accordée. Mais , pour arriver à des résultats rigoureusement comparables, nous aurons besoin de recommencer nos analyses en agissant sur des quantités plus considérables.

M. Philippe HUTIN et l'arsenic.

M. le docteur Ph. Hutin était à Plombières au moment où M. Duval faisait les expériences dont je viens de parler, et il fut invité par ce dernier à y assister comme témoin. Mais n'être que le témoin d'expériences semblables, c'est un rôle trop secondaire et qui ne peut pas suffire, on le comprend aisément, à un homme de l'importance de M. Ph. Hutin. Aussi dans la 3e édition de son *Guide des baigneurs, petit ouvrage*, au dire de M. Duval, se pose-t-il en promoteur des expériences et fait-il descendre M. Duval au simple rang de témoin.

Ce dernier qui ne connaissait pas encore M. Ph. Hutin, indigné d'un procédé en opposition, il faut bien le dire avec le septième commandement, proteste ainsi contre la conduite de son confrère.

« On nous apprend qu'un médecin, auteur d'un *petit ouvrage* sur les eaux de Plombières, vient de publier une nouvelle édition de ce livre et qu'il ne nous y rend pas la justice qui nous est due, quant à l'importante découverte dont nous parlons. Selon lui, nous aurions tout simplement assisté aux expériences faites, au lieu de les avoir provoquées. Nous avons peine à croire ce déni de justice et de vérité et plus de peine encore à en soupçonner le motif. » M. Duval, accuse donc M. Hutin d'avoir dit le contraire de ce qu'il sait être la vérité, et tous les témoins de son expérience en déposeraient avec lui. Certes, si M. Hutin avait été à même d'apprécier le peu de valeur de cette expérience, il ne s'en serait pas fait le plagiaire, ou plutôt s'appropriant la découverte de MM. Chevalier et Gobley, il aurait suivi le procédé que ces savants indiquent : il ne se serait pas fait en tout cas le plagiaire de M. Duval qui a toute raison de l'accuser d'un déni de justice et de vérité.

C'est une chose fort triste pour M. Hutin qu'une position semblable, elle m'inspire pour lui une grande pitié. Mais aussi pourquoi, convenance et délicatesse à part, ces mots là ne sont pas dans le dictionnaire de M. Ph. Hutin? pourquoi ne sachant pas plus de chimie que de physique, veut-il à toute force se poser en chimiste et en physicien? Ne se souvient-il plus de l'adage *ne sutor ultra crepidam ?*

Ah certes! si M. Ph. Hutin avait eu quelque teinture des sciences chimiques, il se serait bien gardé d'accepter pour bonne une expérience semblable. Il a été volé, je m'empresse de le reconnaître, et je lui en offre ici mon compliment de condoléance. Cependant M. Ph. Hutin est quelquefois un observateur très-remarquable et d'une grande rectitude de jugement : l'histoire suivante va le prouver à ceux qui ne me croiraient pas sur parole.

Il y a quelques années, bien longtemps avant que les chimistes songeassent à découvrir de l'arsenic dans les eaux thermales, M. Ph. Hutin avait un malade qui buvait de notre eau et dont l'urine exhalait une odeur infecte. Eh bien! dès cette époque, M. Hutin nous l'affirme, il pressentit la présence de l'arsenic dans nos eaux : cela prouverait une grande finesse d'odorat, si malheureusement pour l'historien son histoire n'était pas un conte. Où donc M. Ph. Hutin a-t-il vu que la fétidité de l'urine indiquait la présence de l'arsenic ? Est-ce que pour développer l'odeur d'ail caractéristique, il ne faut plus jetter l'arsenic sur des charbons ardents? Mais qu'un hypochondriaque ayant une de ces nombreuses maladies qui provoquent des urines d'une fétidité quelquefois insupportable, vienne à lire le *Guide des baigneurs* de M. Ph. Hutin, il se croira empoisonné, il ne verra plus que des ennemis dans ses proches, les plus grands malheurs pourront en être la conséquence. Il ne faut pas tant de légèreté dans des matières si graves. Bien loin que l'odeur de l'urine puisse déceler jamais la présence de l'arsenic, une matière trouvée dans le tube digestif et qui, mise sur des charbons ardents, répandrait une odeur alliacée, ne prouverait pas encore la présence de ce métal ainsi que l'établit si bien M. le docteur Orfila.

Je dois dire, du reste, que *la double vue* de M. Ph. Hutin l'a d'autant plus mal servi dans cette circonstance, que, d'après les recherches de MM. Chevalier et A. Barthez, on ne peut pas constater la présence de l'arsenic dans l'urine et dans le sang des personnes qui font usage des bains et de la boisson d'eaux minéralisées par l'arsenic. C'est surtout avec les matières fécales que cette substance est éliminée. Ce fait ne doit pas échapper aux praticiens qui, après avoir paré aux premiers accidents de l'empoisonnement par l'arsenic, devront provoquer des selles abondantes pendant assez de temps pour débarrasser l'économie de l'un de ses ennemis les plus dangereux quand il dépasse les doses médicinales.

Dirai-je ici que M. Ph. Hutin ne s'approprie pas seulement les découvertes des savants, et me plaindrai-je de ce qu'il m'a pris, entre autres choses une page entière de mon traité des eaux de Plombières? Non! je suis trop bon homme pour me plaindre de ce manque de procédés; mais je lui reprocherai, mu en cela par un sentiment de pure bienveillance pour lui, et en vertu de l'axiome *qui bene amat, bene castigat,* je lui reprocherai, dis-je, d'avoir fait, à l'occasion d'un petit ouvrage sur les maladies de matrice, un tour.... *d'esprit,* qu'un homme qui se respecte ne se permet jamais. Ainsi, en habillant son livre d'un titre nouveau et en y ajoutant quelques pages de supplément, il le vend pour une seconde édition. Il avertit à la vérité qu'il y a fait peu de changements. J'ai été pris à ce piége. Peu l'ont été avec moi : *sunt rari nantes in gurgite vasto.* C'est, je le sais, une circonstance atténuante pour M. Philippe Hutin, et bientôt d'ailleurs le nouveau titre aura jauni chez le libraire à l'égal de l'ancien. Alors, si quelque curieux bibliophile ouvre par hasard ce petit livre, il ne s'apercevra pas de la supercherie, et tout péché caché est dit-on péché pardonné.

M. Ph. Hutin est aussi bon physicien qu'il est bon chimiste : obligé de reconnaître que la diminution de la pression barométrique suffit pour rendre nos eaux un peu plus abondantes et un peu plus chaudes, il prétend cependant les soustraire à leur propre pesanteur, et il veut qu'une colonne d'eau de 3,000 mètres de hauteur par exemple, exerce à peine une pression plus forte que celle de l'atmosphère; il cite pour le prouver le bassin de Paris. Il est malheureux dans ses citations, il faut en convenir : le puits de Grenelle n'est-il pas en effet un magnifique exemple de l'énorme pression des eaux supérieures sur celles qui sont au-dessous d'elles?

M. Ph. Hutin a, dit-il, pesé plusieurs fois le résidu de nos eaux et il a chaque fois obtenu des résultats si différents, que l'on serait par eux autorisé à croire que nos eaux sont un remède variable en puissance et partant infidèle.

Si le fait était vrai, je serais obligé de le reconnaître et de m'incliner devant lui, tout en sachant bien qu'il serait de nature à diminuer beaucoup la confiance que l'on accorde à nos eaux et qu'elles méritent à tant de titres. Heureusement il n'en est rien, et les assertions de M. Ph. Hutin sont entièrement dénuées de fondement.

M. Ph. Hutin a demandé plusieurs fois à mon ami,

M. Gentilhomme, des sels de Plombières, que celui-ci à préparés comme ceux avec lesquels il confectionne ses pastilles. Il les lui a donc donnés, tantôt avec leur eau de cristallisation et tantôt sans elle. Voilà d'où vient la différence des résultats publiés par M. Ph. Hutin ; du reste si ce dernier avait jamais évaporé lui-même de notre eau, il aurait vu combien il faut d'attention à la fin de l'opération pour éviter cette cause d'erreur quand on veut arriver à un chiffre exact.

Notre eau, comme le plus grand nombre des eaux thermales, ne varie jamais dans sa composition, et c'est ce qui la rend surtout un médicament précieux, sur les qualités duquel on peut toujours compter.

Je demande pardon à mes lecteurs de les avoir aussi longtemps occupé de M. Ph. Hutin ; ce que j'ai dit suffirait pour faire apprécier sa science et sa probité scientifique ; mais je ne peux pas laisser sans les relever certaines assertions bien fausses et qui ont pour but de couvrir une action beaucoup moins avouable encore que le plagiat dont j'ai parlé au commencement de ce chapitre.

Je soignais une jeune fille de Plombières, Melle L. H., atteinte d'une affection calculeuse du rein droit. Cette maladie était héréditaire chez elle, et quinze mois avant qu'elle rendît des calculs, j'avais annoncé que ses douleurs étaient occasionnées par leur présence, et que probablement elle en rendrait, ainsi que je l'ai raconté dans l'ouvrage auquel j'annexe ces notes. J'ai dit dans cet ouvrage la conduite de M. Ph. Hutin envers moi, envers cette demoiselle et les suites qui en résultèrent. Voici avec quelle maturité, quelle réflexion a procédé M. Hutin, il nous le dit lui-même.

« M. Turck me parlât de quelques graviers rendus. Je ne les ai pas vus, je ne les ai pas niés, je n'ai porté aucun jugement sur leur nature. J'attachai du reste peu d'intérêt à cette circonstance qui me paraissait ne devoir jouer qu'un rôle fort secondaire dans les graves accidents que nous avions sous les yeux, etc. » Je n'avais pas seulement parlé à M. Ph. Hutin de calculs venus par l'urétère du rein droit de cette jeune fille. Je les lui avais montrés, ils sont restés plus d'un an d'ailleurs dans la pharmacie de M. Gentilhomme. M. Hutin nie aujourd'hui les avoir vus. *Il dit le contraire de ce qu'il sait être la vérité*, c'est chez lui une vieille habitude. Mais admettons un instant que je n'aie fait que lui parler de ces calculs : est-ce qu'il n'eût pas été alors même de son devoir, comme médecin, d'étudier avec soin ce grave accident? Comment M. Ph. Hutin savait que Melle L. H. avait rendu des calculs, que tout devait faire croire qu'ils venaient du rein droit, qu'aux douleurs qu'avaient accusées cette malade, on avait pu très-souvent suivre leur passage à travers l'urétère, et il dit qu'il attachait peu d'intérêt à cette circonstance! Eh bien! il a manqué à tous les enseignements de nos maîtres, à tous les préceptes de la science.

Je pourrais accumuler ici les citations; je me bornerai à rapporter le jugement de M. Chomel, sur les calculs des urétères. Après avoir dit que souvent leur progression est en quelque sorte marquée par la douleur qui se fait sentir successivement dans tous les points de l'urétère, intermédiaires au rein et à la vessie, il ajoute : « Le diagnostic de ces calculs est presque toujours obscur, le ronostic grave, les remèdes insuffisants. « Et c'est un acc lent de cette nature que M. Ph. Hutin a traité avec une si coupable légèreté! Et il ose dire que je suis jaloux de lui! Oh! Dieu me garde d'une aussi misérable passion et inspirée par un pareil homme! Non! je n'étais point jaloux de lui, je n'étais que profondément peiné du mal qu'il faisait à Melle L. H. , et de même que j'avais annoncé l'affection calculeuse bien longtemps avant la sortie des calculs dès le premier jour du traitement de M. Hutin, j'annonçai au père de la malade la terminaison fatale qui en serait l'inévitable résultat. Je lui dis que les secousses de la voiture, conseillées comme remède, amèneraient infailliblement un abcès du rein qui s'ouvrirait très-probablement dans le péritoine, et tuerait alors sa fille après quelques heures d'effroyables souffrances ; et les choses se sont ainsi passées : à 5 heures du matin, le 7 ou le 9 février 1847, Melle L. H. se senti une douleur déchirante dans le côté droit du ventre ; 12 heures après elle mourait dans d'horribles tortures.

Mais elle a succombé, dit M. Ph. Hutin, à un cancer d'estomac. Comment! elle a été au bal à la fin du mois de septembre, elle y a beaucoup dansé, elle allait très-bien, elle était grasse et fraîche, elle l'avait été pendant toute sa maladie, et quelques semaines après, elle succombait à un cancer d'estomac ! Cette assertion est si ridicule qu'elle ne mérite pas d'être relevée.

Je pourrais citer ici d'autres faits où la délicatesse de M. Hutin brille d'un aussi pur éclat. Je me contenterai de dire que l'année dernière il était chaudement recommandé par une somnambule qu'il magnétisait, et que cette femme, après avoir conseillé une foule de remèdes et entre autres *l'autopsie*, avait bien soin de dire que pour que ces remèdes fussent efficaces, il fallait qu'ils fussent administrés, dirigés, surveillés par le savant docteur Hutin ; devant une autorité de cette importance, nous devons nous incliner tous et dire qu'en chimie, en physique, en médecine et en procédés délicats, M. Ph. Hutin est d'égale force.

www.ingramcontent.com/pod-product-compliance
Ingram Content Group UK Ltd.
Pitfield, Milton Keynes, MK11 3LW, UK
UKHW021716090726
13657UKWH00005B/2281